ADRESSE PATRIOTIQUE

AUX

OFFICIERS DE SANTÉ MILITAIRES DE L'HELVÉTIE,

PAR LE CITOYEN DES GRANGES,

Docteur en médecine, Membre de plusieurs Académies et Sociétés savantes, Médecin et Chirurgien à Morges, Président de la Commission d'examen, etc.

Je suis de cet avis que la plus honorable vocation est de servir au public et d'être utile à beaucoup.

ESSAI DE MONTAIGNE, t. VIII.

A LAUSANNE,

Chez LOUIS LUQUIENS l'aîné, Libraire, rue de Bourg.

1799.

Ces lignes sur les qualités et les devoirs de l'Officier de santé militaire, précédées de l'exposé des travaux de la Commission, sont offertes, par l'Auteur, au DIRECTOIRE EXÉCUTIF *de l'Helvétie, pour rendre hommage à sa tendre sollicitude envers les militaires blessés.*

Morges, 10e Avril 1799.

ADRESSE PATRIOTIQUE
AUX
OFFICIERS DE SANTÉ MILITAIRES DE L'HELVÉTIE.

——Novus rerum nascitur ordo.
VIRG. Æneïd. lib. vij.

CITOYENS OFFICIERS DE SANTÉ.

LA profession militaire est aussi noble, aussi recommandable qu'elle est utile; dans l'état ac*tuel* des choses elle devient indispensable. C'est une vérité qui saisit par son évidence, et qui sûrement ne vous a pas échappé. Dans tous les tems elle assura la dèstinée des empires; sans elle, on peut le dire, toute association politique ne seroit que précaire, sans garants comme sans durée, toujours prête à se dissoudre à la voix de l'ambitieux et de l'intriguant. Jamais les nations n'ont mieux senti le mérite et l'importanee de l'état militaire qu'aux époques où, changeant de gouvernement, elles ont eu besoin d'affermir au-dedans et de faire respecter au-dehors, par la force des armes, celui dont elles avoient fait choix...... Telle est de nos jours la position de la majeure partie des Etats de l'Europe ; aussi quel lustre et quelle gloire n'acquièrent pas nos frères d'armes actuels par les précieux avantages qu'ils leur assurent. La conquête de la liberté, la promulgation des droits de l'homme, et la régénération des gouvernemens sont les résultats heureux de leur courage et de leurs triomphes soutenus. Graces vous soient rendues, invincibles armées françaises ! C'est à vous que sont dûs d'aussi grands bienfaits ; vous seules aussi pouvez nous en garantir la jouissance. La Patrie reconnoissante vous doit des couronnes civiques, déja chaque citoyen vous en décerne une au fond de son cœur ; mais c'est sous l'ombrage glorieux de l'olive et du laurier que cette dette honorable et sacrée sera acquittée par la nation toute entière. Encore quelques jours, et vous rentrez dans vos foyers, tout couverts de gloire, pour goûter avec vos frères et vos amis le bonheur social que vous leur aurez procuré.

L'Helvétie régénérée partage tous ces avantages, et, pour les consolider, son gouvernement réclame aujourd'hui l'assistance de tous ses enfans. Déja les descendans de *Guillaume Tell*, les braves Helvétiens, sont sous les armes et volent aux frontières défendre leurs droits, leur liberté, et leur indépendance..... S'ils courent des dangers dans cette carrière glorieuse, si leurs jours sont exposés pour la défense de la patrie, c'est à la patrie à veiller à leur conservation, et à leur assurer des secours. L'art de guérir, cet art conservateur des hommes, s'empresse de les leur offrir; mais pour qu'ils soient administrés avec fruit, ces secours, il faut savoir mettre de la sagacité dans leur choix comme de l'adresse dans leur application. Le DIRECTOIRE EXÉCUTIF de la République helvétique, plein de sollicitude à cet égard, demande à connoître les Officiers de santé qui, par leurs études, leur savoir et leur expérience, sont le plus en état de remplir une mission aussi honorable; et c'est pour cette fin que la *Commission d'examen* á été établie par son arrêté du premier Février dernier. Quelle est touchante cette démarche toute paternelle du gouvernement! Combien elle est propre à soutenir le patriotisme de l'Helvétien et à rehausser le courage du soldat! La confiance en des secours éclairés, et la certitude d'être soulagés en cas de blessures et d'accidents, ont fait faire aux armées, dans tous les tems, des prodiges de valeur. Tout bon citoyen alors ne redoute plus de voler à la défense de la patrie ; le père de famille y envoie lui-même ses enfans ; l'épouse ne retient plus son mari ; les guerriers abondent de toute part, et leur courage est centuplé. Je n'en citerai qu'un exemple, pris au hazard, dans les fastes de l'art. „ La ville de Metz est assiégée, en 1552, par l'empereur *Charles-Quint*, à la tête de 120 mille hommes, et défendue seulement par cinq à six mille. Presque tous les blessés mourroient. On réclame le secours d'*Ambroise Paré*, nommé à si juste titre le restaurateur de la chirurgie française ; il est introduit dans la place, il paroît sur la brèche, reçoit les embrassemens des généraux et les bénédictions du soldat, et entend retentir autour de lui ce cri si flatteur : *Il est enfin arrivé notre ami et notre ange tutélaire, nous ne risquons plus de mourir s'il arrive que nous soyons blessés....* A son aspect le courage renait, et la confiance en l'habile chirurgien de Paris contribue à la conservation d'une place devant laquelle une armée formidable a périe. Metz étoit alors le boulevard de la France, sa perte auroit pu entraîner celle de l'Etat ". Cet événement mémorable, tout en l'honneur de la chirurgie, ne doit pas être ignoré de ceux qui l'exercent.

Comme vous voyez, Citoyens, les champs de Mars offrent aux Officiers de santé, ainsi qu'aux Militaires, des postes d'honneur et de gloire, et des lauriers à cueillir; après l'honneur de repandre son sang pour la patrie, le plus grand est celui d'étancher le sang versé pour elle. Dans ces augustes fonctions nous sommes, auprès de nos guerriers, les premiers distributeurs de la bienfaisance nationale, et la République ignore encore leurs dangers et leur gloire, que déja nous leur avons payé le premier tribut de sa sensibilité et de sa reconnoissance.

La Commission, séante à Berne les 20 Mars et jours suivans, pénétrée de l'importance de ne confier qu'à des mains habiles la vie et la conservation des défenseurs de la République, s'est fait un devoir de tout mettre en œuvre pour acquérir des notions exactes et précises sur les talens, le mérite et l'instruction des Officiers de santé prétendans. Elle a dabord examiné avec attention les titres et certificats d'études qui lui ont été remis, et bientôt elle a reconnu combien cette mesure seule est infidèle, et combien elle expose à de mauvais choix: la Commission en a eu la preuve dans ses travaux ; les sujets qui ont montré le plus de capacité dans leurs examens et actes probatoires ne sont pas ceux qui ont exhibé les papiers les plus nombreux, elle n'a donc pu asseoir son jugement d'après cette manière de procéder. En conséquence, pour atteindre plus sûrement son but, la Commission a arrêté que chaque aspirant seroit examiné, 1°. sur l'anatomie, 2°. sur les maladies chirurgicales et les opérations qu'elles nécessitent, ainsi que sur leur traitement ultérieur ; 3°. sur les maladies internes et spécialement sur celles auxquels les gens de guerre sont le plus sujets..... et que lesdits examens seroient faits par discours et démonstrations de la part des prétendans, sur les matières qui leur seroient assignées, ayant des cadavres sous les yeux, soit pour les objets d'anatomie, soit pour la manœuvre des procédés opératoires. Il a été arrêté encore que la Commission se transporteroit à l'hôpital de L'isle avec lesdits prétendans, et qu'il seroit présenté à chacun d'eux, afin de les mettre à même de manifester leurs connoissances en médecine clinique, soit interne, soit externe, un sujet affecté d'une maladie chirurgicale, et un autre attaqué d'une maladie interne, pris au hazard dans les salles dudit hospice, pour qu'ils eussent à constater par écrit l'état desdits malades, à faire l'exposé de leurs maux, à les caractériser d'après les signes qu'ils sauroient appercevoir et saisir, et à indiquer les moyens de guérison qu'ils jugeroient les plus convenables. C'est dans cet esprit et suivant cette méthode que la Commission a travaillée avec zèle et sans interruption à remplir la mission, tout à la fois honorable et importante, dont elle a été chargée. Les examens ont été publics, soit à l'amphithéatre, soit auprès du lit des malades. Ainsi les aspirans ont été jugés par leurs paroles, leurs actions et leurs écrits, c'est-à-dire d'après leurs connoissances théoriques dans l'art de guérir, leur adresse dans le manuel des opérations et leur expérience en médecine clinique (*a*).

(*a*) Si parmi les officiers de santé prétendants, il s'étoit rencontré un homme instruit, d'un âge mûr, déjà versé dans la pratique de la médecine et de la chirurgie, et d'une réputation distinguée dans le pays, ces examens n'eussent plus été pour lui qu'une conférence amicale et fraternelle dans laquelle il auroit pu, tout à son aise, dévoiler son savoir et ses talents. Les examinateurs auroient cherchés eux-mêmes à s'instruire dans leur entretien avec un collègue aussi expérimenté et à faire briller ses talents. Les autres prétendants, plus jeunes, n'auroient pu que profiter à l'entendre, etc.... Au surplus, qu'on ne croie pas que de pareils examens soient faits pour éloigner les hommes de mérite. Ceux qui sont fa-

Les examens achevés et lecture faite de tous les écrits et observations, la Commission, après une discussion ouverte, franche et républicaine sur le savoir et l'aptitude des aspirants, a désigné, d'une voix unanime, le nombre de ceux qui pouvoient être admis pour chirurgiens-majors et aide-majors dans les six demi-brigades du corps auxiliaire, et attendu que ce nombre n'a

---

miliers avec les événements de la révolution françoise savent qu'en l'an 3, la Convention nationale a décrété qu'aucun Citoyen ne seroit admis à remplir l'emploi d'officier de santé, dans les hôpitaux et à l'armée, sans en avoir été préalablement jugé digne par son civisme et sa capacité, et il fut fixé un mode épuratoire propre à constater l'un et l'autre. Les chefs comme les subalternes, ceux déjà titulaires depuis longtems, comme ceux qui prétendoient à des places, furent également tenus de répondre par écrit, enfermés seuls sans livres ni auteurs, à une série de questions qui leur étoient remises une par une par la municipalité du lieu de leur résidence.... Les municipalités furent invitées, au nom de la patrie et de l'humanité, à mettre la plus grande sévérité dans l'exécution d'une mesure qui intéressoit de si près l'existence des défenseurs de la république. Qui oseroit aujourd'hui se refuser à de pareils examens, quand on saura que *Percy*, le savant *Percy*, les *Lombard*, les *Thomassins*, etc. s'y sont soumis sans nulle répugnance ?.... Depuis le commencement des guerres actuelles, la France n'a plus admis d'officiers de santé au service de ses armées, même en qualité de *sous-aide chirurgien*, ce qui forme la quatrième classe, qu'ils n'ayent été examinés et choisis par un comité composé des maîtres de l'art.

pas été suffisant, elle a arrêté que le Citoyen Ministre de la guerre seroit invité a assigner une seconde époque de présentations et d'examens pour pourvoir aux places vacantes. La Commission, dans cette même séance, a choisi un aide-chirurgien pour la Légion Helvétique.... Jeunes officiers de santé, vous que la Commission n'a pu admettre encore à l'honneur de porter des secours à vos frères, gardez-vous de vous plaindre et plus encore de vous décourager; redoublez, au contraire, de zèle et d'application dans vos études; poursuivez vos exercices avec chaleur; soyez tout yeux et tout oreilles aux leçons de vos maîtres dans le service des hôpitaux, et songez bien que, avant peu, la patrie va demander votre assistance et vos secours; alors soyez en état de répondre à sa confiance. En attendant, ne négligez rien de tout ce qui peut vous mettre à même de le faire avec succès. Ne doutez pas que la Commission, et le Public avec elle, ne vous tiennent bon compte de votre zèle et de vos efforts dans vos premiers examens: le moment viendra, & sans doute il n'est pas loin, où d'autres à leur tour, vous céderont la palme. Au surplus, dans une arène aussi honorable, lorsqu'on ne milite que pour le bien de l'humanité et le soulagement de ses semblables, la défaite ne sauroit être humiliante, et le vaincu a des droits encore aux éloges des juges et des vainqueurs. *Nec tam turpe fuit vinci, quàm contendisse decorum est.* OVID. Metam.

Il ne suffit pas, pour exercer avec succès la médecine des armées, d'avoir des connoissances ordinaires et communes à tous ceux qui professent l'art de guérir, il faut encore être exactement instruit sur le régime, les travaux et les maladies, tant internes qu'externes des gens de guerre. Il importe sur-tout de posséder à fond tout ce qui concerne le traitement des playes d'armes à feu et des playes d'armes blanches, soit les coups de pointes ou d'*estoc*, soit les coups de sabre ou de *taille*.... et d'être également versé dans la matière médicale pour y puiser à propos le remède interne le plus approprié, comme l'application extérieure la plus convenable. Cet ensemble de connoissances si nécessaires et si rares à rencontrer, légitimeroit, s'il en étoit besoin, l'attention scrupuleuse, j'oserai même dire les rigueurs, qu'auroit pu mettre la Commission dans les examens et le choix des officiers de santé.

Si pour être vaillant guerrier, il faut avoir une bravoure inaltérable et un courage soutenu, à l'épreuve des résistances, capable, pour les surmonter, d'employer impitoyablement et le fer et le feu, gardez-vous de croire, avec le commun des hommes, qu'un chirurgien militaire, pour être habile, doive être dur, inhumain, inaccessible à la pitié, et sourd aux cris de ses semblables. Ah! s'il en existe de pareils sur le sol Helvétique, qu'ils fuyent, les féroces! la vie des soutiens de la république ne doit pas leur être confiée; ils sont indignes d'être appellés à leur départir des secours. Au sein des armées, dans la confusion et le trouble d'une bataille, l'officier de santé ne doit jamais cesser d'être humain et bienfaisant. Là où il ne peut donner des secours conservateurs, qu'il y porte des consolations; que par-tout il soit utile. Sa mission n'est pas de détruire, il est là pour conserver et pour réparer les maux inséparables de la guerre. Ce précepte est de rigueur; ne l'oubliez jamais, jeunes officiers de santé; il est puisé dans la philantropie la plus naturelle; il est dicté par l'humanité, ce sentiment délicieux de l'ame qui nous fait sentir et partager toutes les affections de nos semblables. Ministres de l'art de guérir, délégués par la Providence pour en administrer les secours, soyez fiers d'un aussi noble emploi; soyez ambitieux de le remplir dignement. Puisse votre cœur, ce surveillant caché de votre conduite, ne jamais vous accuser de la mort d'un de nos frères par votre inexpérience, votre précipitation ou l'oubli de vos devoirs ! l'ame n'est troublée que passagèrement par les reproches qui ne tombent que sur l'art, mais elle doit être éternellement déchirée quand c'est nous qui les méritons.

On a dit que pour être chirurgien, il faut être d'un âge peu avancé, avoir la vue bonne, la main ferme et adroite (*b*), le tact délicat et

---

(*b*) *Celse* traçant le portrait du chirurgien (*de Re medica, præfat. Lib. VII,*) ajoute : " qu'il doit être courageux, intrépide, de manière qu'il suive constamment la résolution „ de guérir celui qui se confie à ses soins ; que, sans être „ touché de ses cris, il coupe tranquillement ce qu'il faut et „ rien de plus ; enfin, qu'il remplisse toutes ses fonctions „ comme si toutes les plaintes du malade ne faisoient aucune „ impression sur lui ".... Pour faire tout cela il faut du courage sans doute, mais non de la dureté et de l'insensibilité. Le courage s'acquiert par l'étude et l'exercice ; et cette quiètude de l'ame, cette confiance en soi-même, cette sécurité si nécessaire dans les occasions majeures & pour les opérations sanglantes, sont toujours le fruit d'une connoissance exacte des maux nombreux qui affligent l'humanité, et des ressources également nombreuses que présente l'art de guérir pour les combattre, ainsi que de l'adresse et de l'habitude à les faire valoir (ces ressources) avec succès. Pour réussir, il faut que le courage soit éclairé, autrement il n'est que témérité. Un artiste mal-adroit et ignorant, par exemple, quoique pourvu de courage, pourroit, dans une fracture compliquée à la sûr, le jugement sain et prompt... : mais il importe bien davantage que celui qui se destine à la chirurgie ait reçu de la nature des sentimens d'humanité et de compassion, qu'il ait une ame sensible où soient entendus tous les cris de la douleur, et qui, toujours d'intelligence avec sa main, s'occupe sans-cesse des moyens de la diminuer ou de l'en affranchir. Le tems ensuite et les exercices anatomiques lui donnent l'adresse dont elle a besoin; l'œil voit mieux à mesure qu'il voit davantage; le jugement se forme et mûrit par l'expérience; ainsi les qualités physiques se

---

jambe mettre deux heures à scier l'extrêmité aigue d'un os qu'il n'auroit pas su replacer à tems, occasionner des délabremens affreux, faire naître des accidents graves, et exposer évidemment les jours du blessé, tandis qu'un homme instruit, accoutumé au maniement de la scie, un simple méchanicien même, auroit, en peu de minutes et sans sécousses ni douleurs, retranché la portion osseuse excédente. *Horace* a eu raison de dire, *est modus in rebus*, etc.... un médecin, qui se dit versé dans la chirurgie, a fait conseiller à un malade, que je traite d'une affection grave dans la vessie avec un gonflement et une dureté squireuse de la prostate, de se faire extirper cette glande, assurant qu'il auroit le *courage* d'entreprendre une pareille opération. Grand Dieu! emporter la prostate, quelle proposition! Elle décèle l'ignorance la plus crasse; et oser la tenter ne seroit pas d'un praticien *courageux*, mais bien l'action d'un bourreau et d'un assassin.....

développent dans l'exercice même de l'art. Mais j'entends répéter autour de moi, que si le chirurgien novice n'a pas le cœur dur, il l'acquérera nécessairement par la pratique, et qu'il doit l'avoir acquis s'il est devenu vraiment habile.... Comme si la vue des êtres souffrants, le sentiment de leurs peines et l'avantage de pouvoir les soulager étoient capables d'éteindre dans une ame bien née, la pitié et cette sensibilité du cœur qui nous excite si puissamment à soulager nos frères, et qui nous prête cette sollicitude et ces soins attentifs qu'on n'achète point avec tout l'or du monde. Aussi dans tout les pays et dans tous les tems, ça été une grande consolation pour un malade que de pouvoir trouver un ami dans son médecin. Il faut cependant convenir que l'officier de santé et principalement celui qui est attaché au militaire, pour exercer avec sécurité et bonheur, doit s'étudier, dès ses premiers pas dans cette science, à se faire une sensibilité par principe, une sensibilité *raisonnée*, si je puis parler ainsi, qui, loin de s'user, se fortifie par le tableau répété des misères humaines, et qui prévienne le vide affreux qu'il éprouvera quand l'habitude aura affoibli ou éteint dans son cœur la sensibilité qu'y plaça la nature.

Si le soldat, par des exercices répétées, est formé

formé d'avance à la tactique militaire et aux évolutions de tout genre pour mieux repousser l'ennemi, le surprendre et le battre; de même l'officier de santé militaire, par une application et un travail assidu et par un service actif dans les hôpitaux, doit avoir appris l'art de saisir les maux nombreux auxquels sont exposés les gens de guerre, et l'art plus précieux encore d'en triompher. Nous n'acquérons de pareils talens qu'à travers des périls multipliés, (dont la société nous tient rarement compte,) qu'en bravant les dangers de la contagion et de la mort au sein des hôpitaux, dans les amphithéatres et parmi les malades. La paix même, la paix n'est jamais pour l'homme de l'art. Nous sommes, a dit un Savant, les soldats de tous les jours, de toutes les circonstances, de tous les pays, le champ de bataille nous est toujours ouvert, et le danger pour nous est toujours permanent. En effet le militaire est déja rentré dans ses foyers que nous sommes encore à notre poste auprès du lit des malades, et nous ne cessons d'y être pendant tout le cours de notre vie.

Les maux inhérens à l'état et au service militaire sont très multipliés. Une multitude de causes malfaisantes, variées à l'infini, assaillent nos guerriers de toutes parts et les mettent en but à des maladies qui leur sont particulières : l'Officier de santé, qui veille à leur conservation, ne peut ignorer les unes et les autres ; il doit savoir les connoître et les traiter toutes ; il doit avoir acquis, par de longues études et sous les meilleurs maîtres, les lumières nécessaires pour en triompher. Quoique le principe qui préside à nos actions soit un, et quoique cette unité soit marquée dans toutes ses opérations, on a distingué les maladies en celles qui attaquent l'*extérieur* du corps, et en celles qui affectent le *dedans* ; de cette distinction s'en est suivie la division de l'art de guérir en *médecine interne* et en médecine *externe*, ou *vulnéraire*, ou *opératoire*, qui est la chirurgie proprement dite..... Comme si les altérations qui se font appercevoir sur l'enveloppe extérieure du corps n'étoient pas le plus souvent préparées dans sa profondeur, comme si le siège d'une maladie pouvoit changer quelque chose à sa nature ; enfin, comme s'il étoit possible d'isoler assez une affection quelconque, de la séparer assez du principe de vie à l'influence duquel elle est soumise, pour dire avec vérité qu'elle est *externe* et purement *locale*, ne demandant à l'art que des remèdes extérieurs : combien de maux ont leur siège évident à la surface du corps dont la cause cachée réside dans les fluides ou dans la lésion d'un organe interne ! on l'a dit avant moi, Citoyens, on a trop fait de la chirurgie une étude des surfaces, on a trop circonscrit, trop borné les affections qui lui sont propres, sans s'appercevoir que pour étudier avec fruit son sujet, il faut aller souvent loin de lui chercher la cause de ses altérations et la source des indications par lesquelles on peut les combattre (*c*). Qui osera aujourd'hui tracer avec vérité une ligne de démarcation entre les maladies que l'usage a départi jusqu'à nos jours, à l'une et à l'autre médecine comme leur appanage propre et qui pour chacune respectivement devenoient le domaine exclusif? L'esprit de philosophie qui a pénétré de toutes parts, les lumières qui se sont agrandies, la connoissance plus approfondie de l'art de guérir, dans ses rapports et ses moyens, ne permettent plus d'admettre une pareille division. La science de la médecine ne sauroit être partagée et son exercice ne le sera jamais qu'au détriment de l'humanité. L'étude

(*c*) Personne n'a exprimé cette plainte avec plus d'intérêt que le Citoyen Petit, mon ami et mon confrère en médecine et en chirurgie à Lyon, dans un discours prononcé à l'ouverture d'un cours d'anatomie, etc. Que d'excellentes vérités y sont contenues, et combien j'aurois aimé à les énoncer toutes ici.

des deux médecines, si je puis encore m'exprimer ainsi, est absolument la même; l'instruction dans les deux cas est commune, et la théorie générale de l'art de guérir et ses principes sont en tout conformes et également applicables aux maladies internes comme aux externes. Ce partage, qui n'a point existé dans l'antiquité, est contraire tout à la fois à la raison et à l'essence de l'art, qui est *un*, et par conséquent indivisible; il ne peut que restreindre l'émulation, tuer les talens et retarder ou diminuer nécessairement les succès (*d*).

Jeunes Officiers de santé militaires, après avoir étudié l'art tout entier, gardez-vous d'en séparer l'exercice et de circonscrire vos moyens de soulagement. En vous attachant à une seule branche, vous perdez l'influence heureuse et salutaire du tronc; dès lors votre marche devient chancelante, vos efforts souvent inutiles, et vos réussites toujours moins assurées et moins nombreuses. Osez, à l'exemple d'*Hippocrate*,

(*d*) Il n'est pas possible, a dit un savant professeur de médecine à Edimbourg, de mettre aucune *séparation* entre les maladies externes et internes pour rendre utile d'aucune manière cette distinction, ni applicable en pratique. (Des devoirs, qualités et connoissances du médecin, par *Jean Grégory*, deuxième discours.)

le fondateur de l'art, de *Fabrice*, de *Hilden*, de *Bartholin*, de *Scultet*, et de plusieurs autres, d'un génie et d'un savoir distingués, osez, dis-je, exercer l'art dans toute sa plénitude. Vous devez considérer les trois branches qui le composent comme les trois bras d'une rivière efficace et prospère qui partent de la même source, se séparent pour les mêmes usages, et deviennent toujours plus utiles en se réunissant. Les maux qui nous investissent sont si divers et si multipliés, leurs causes souvent si obscures, nos ressources quelquefois si incertaines et si fréquemment deçues, qu'on ne peut renoncer à aucun des moyens propres à les combattre, ni se désaisir d'aucune arme capable de les atteindre. Pour y réussir constamment, ce n'est point assez d'être chirurgien, ce n'est point assez d'être médecin, il faudroit être plus que l'un et l'autre : *Libenter nec fatis est utriusque medicinæ limina tantum salutasse*.

Un Officier de santé militaire est au moins autant occupé du traitement des maladies internes que de celui des maladies externes ou chirurgicales ; et de fait, il y a toujours un plus grand nombre de celles-là que de celles-ci, à moins que ce ne soit à la suite des batailles. Aussi depuis longtems étoit-il d'usage en France que les Officiers de santé-majors de régiment étoient tout à la fois médecins et chirurgiens, et reconnus tels dans les universités, c'étoit même une condition indispensable pour arriver à ces places. On devoit ce nouvel ordre de choses, qui avoit passé du militaire au civil, au savant *Colombier*, lequel a si bien mérité de l'art et de l'humanité, tant par ses écrits que par les changemens avantageux qu'il a fait dans les administrations et la régie des hôpitaux civils. Pourquoi une pareille obligation n'est-elle pas imposée à tous les Officiers de santé militaires de tous les pays? N'est-ce pas à une réunion de connoissances profondes en médecine comme en chirurgie que mes collégues dans la Commission doivent leurs succès nombreux et la haute réputation dont ils jouissent dans le pays? *Consilioque, manu que fit fructuose labor* (*e*).

Pour étudier avec fruit les maladies des troupes et des armées, il seroit sage, ce semble, d'abandonner toute division scholastique usitée jusqu'à ce jour, et de les considérer simplement

---

(*e*) Quand les lumières de l'esprit président aux opérations de la main, le succès manque rarement à l'entreprise: *Tunc manu, tunc mente*, a dit *Hippocrate*, (lib. de prisc. medic.) et de son tems la même main qui opéroit savoit ordonner un remède et en tracer la formule, etc.

eu égard aux diverses positions et circonstances où se trouve le soldat, lesquelles exposent plus ou moins sa santé et sa vie, soit en tems de paix, soit en tems de guerre. Essayons, en suivant cette marche, de jetter un coup d'œil rapide sur les maladies qui sont communes à la vie militaire.

1°. En *campement*, ou sous la *tente*, dans les *baraques* et les *huttes*, ce qui a lieu le plus communément en été et dans la belle saison, les gens de guerre sont exposés aux maladies putrides, aux fièvres intermittentes et rémittentes, au *cholera morbus*, à la dyssenterie et à d'autres affections d'un caractère fonciérement le même, que le commun des praticiens nomme bilieuses avec *Hippocrate*, et que *Pringle*, avec raison, veut qu'on appelle putrides de préférence.

2°. Dans les *cantonnemens* ou *quartiers*, dans les *casernes* ou les *garnisons*, dans lesquelles se retire le soldat en hiver et vers la fin de l'automne, on observe fréquemment des maladies inflammatoires, telles que la toux, la pleuresie, la péripneumonie, les rhumatismes aigus, les affections vives du cerveau et des entrailles, etc.

3°. Le voisinage des *marais*, des *étangs*, un sol bas et humide enveloppé de bois, décident des fièvres habituelles, pour l'ordinaire endémiques dans le pays, des enflures, des obstructions, l'ictère, l'hydropisie, le catharre, les rhumatismes, les diarrhées acqueuses, lès ophtalmies humides, l'héméralopie, etc.

4°, Le *mauvais air* et la *contagion*, donnent les maladies épidémiques, le plus souvent d'un caractère perfide et déléterre, telles que la *dyssenterie maligne*, et la *fièvre d'hôpital*; ces deux maladies, les plus terribles fléaux des armées, ont lieu en général, et surtout la dernière, dans tous les endroits peu spacieux et mal aërés, tenus mal proprement, où se trouvent rassemblés beaucoup d'hommes, comme les prisons, les hôpitaux, les vaisseaux de transports, les casernes, etc. elles se doivent aux émanations putrides et animales qu'exhalent les corps corrompus et malades.

5°. La gâle, soit spontanée, soit de contagion, et les maladies vénériennes, sont de tous les tems et de tous les lieux, les militaires y sont très exposés, et principalement à la première; quelquefois, sur la fin d'une campagne, le tiers d'une armée en est infectée.

6°. Dans les *exercices*, les *marches*, les *factions* et les *grand-gardes* le soldat éprouve, suivant la saison, des maux de tête, des coups de soleil, des saignemens de nez, l'esquinancie, l'érésipele .... des engelures, des fluxions, des douleurs rhumatisantes, des tumeurs blanches, la rétraction involontaire et continue des extrémités, la congélation, etc.; comme les autres hommes, il est exposé, quand la troupe est *en mouvement*, aux chûtes, foulures, fractures, dislocations, blessures aux pieds, varices, efforts, ruptures et autres accidents de cause éventuelle.

En général les maladies les plus fréquentes d'une armée se doivent aux changemens sensibles qui arrivent dans l'air, aux vicissitudes fréquentes de l'athmosphère, et surtout à des transitions subites d'une température en une autre grandement dissemblable. Cette dernière cause détermine toujours des maux plus rapides, plus généraux et plus graves. On peut dire que ceux que j'ai énoncé (art. 1 à 6.) s'observent où règnent plus ou moins, selon que la saison est chaude ou froide, humide ou seche, selon la nature du climat et le tems de l'année durant lequel s'exécutent les opérations militaires, les qualités du terrein sur lequel l'armée est campée; la position des villes ou villages dans lesquels les soldats sont cantonnés, la propreté, la disposition et la sécheresse du camp et des tentes, baraques, maisons ou casernes dans lesquelles ils sont logés, selon les vivres qu'ils ont, l'eau, la bierre, le vin ou les autres liqueurs fermentées, suivant qu'ils sont vêtus ou fournis de paille et de couvertures, que le service est plus ou moins rude, le sommeil plus ou moins rare et interrompu par des alarmes, enfin selon le soin que l'on prend de ceux qui sont attaqués de quelque indisposition . . . . toutes ces circonstances doivent être prises en grande considération et mûrement examinées par l'Officier de santé militaire afin d'agir avec connoissance de cause et procéder en conséquence.

7°. Dans les *expéditions*, les *attaques de poste*, les *siéges*, les *assauts*, les *bataills*, ce sont les maladies de solution de continuité, les blessures d'armes blanches, et celles d'armes à feu, bien plus meurtrières encore, qui menacent à chaque instant les jours du militaire. Les maux que produisent ces deux causes blessantes majeures sont nombreux et extrêmement variés, il faut, pour y remédier, que la chirurgie toute entière, pour ainsi dire, passe dans la tête de l'Officier de santé. Dans ces momens terribles il doit agir promptement et toujours les régles à la main, si on peut se servir de cette expression. Alors tout est pratique ; les opinions, les systêmes et tous ces raisonnemens futils, enfans du cabinet, doivent disparoître ; la méditation doit être brève, l'expectation est hors de place ; la seule médecine agissante, la médecine opératoire, dirigée avec habileté, peut convenir. Souvent soixante chirurgiens sont environnés de deux mille blessés qui tous réclament des secours prompts ; et l'humanité veut qu'on se hâte pour que tous y participent. Dans ces occasions il faut pour les places majeures une expérience consommée et un fond de pratique inépuisable. Le chef des Officiers de santé d'une armée peut sauver plus de sujets à l'Etat que cent chefs de famille ne peuvent lui en donner par la population : il doit être partout, tout voir, tout diriger, et ne se montrer embarrassé dans aucun cas. Il faut que sa surveillance soit active autant qu'éclairée, que sa prévoyance s'étende et embrasse jusqu'aux plus petits détails. Il doit surtout donner à ses subalternes l'exemple de la douceur, de l'humanité et du zèle infatigable avec lequel nous devons nous plaire à verser sur nos braves défenseurs, dont le sang a coulé pour la liberté, tous les secours de notre art et toutes les consolations de fraternité. Les fautes qui se commettent dans les armées sont d'autant plus rédoutables que les occasions d'en faire sont plus fréquentes, et les généraux comme les officiers et les soldats peuvent en être à chaque instant les victimes. L'Etat peut donc perdre ses plus fermes appuis, et ses défenseurs les plus ardens par l'ineptie de ceux mêmes qui avoient la mission de les conserver. En général on chante mal à livre ouvert quand on ne sait pas les premiers principes de la musique; il faut avoir vu beaucoup de blessés et en avoir pansé beaucoup pour ne pas se laisser intimider par les cris, par le sang et par l'horreur d'objets capables d'égarer les mains les mieux affermies, et de troubler la tête de ceux qui ne sont pas aguerris. Dans ces momens pressés l'homme le plus fort en principes et le mieux instruit peut n'appercevoir que confusément toute l'étendue des désordres auxquels il a à remédier, méconnoître le parti le meilleur dont il doit à l'instant faire choix et manquer d'adresse et de fermeté pour l'exécution; alors on ne retrouve plus l'opérateur habile. J'ai vu tout cela dans une ville assiégée...... A la tête d'un hôpital nombreux de blessés, chargé de toute la médecine militaire, obligé de distribuer des secours sur tous les points d'une grande cité assaillie de toute part, j'avois réclamé l'assistance de mes confrères les mieux instruits, et j'avois trouvé parmi eux des amis et des coopérateurs zélés. Nous avions à opérer presque sous le feu des assiégeans ; le ronflement des canons, les éclats redoublés des bombes et des obuses, l'écroulement des maisons, leur incendie, les salles des hospices atteintes et criblées çà et là, les cris des blessés de tout sexe qu'on nous apportoit des rues où de leur domicile, le tumulte et l'affluence des personnes qui nous entouroient, l'effroi répandu pour lors sur toutes les physionomies, etc. formoient ensemble un spectacle affreux que beaucoup ne pouvoient soutenir. *Horresco referens*.... (VIRG. Æn. lib. II.) Quelques-uns n'ont pas voulu toucher l'instrument tranchant, et quelques autres l'ont manié fort mal. Je me rappelle avec douleur et toujours avec un nouveau regret de deux collégues surtout auxquels j'étois affectionné ; l'un étoit incapable de nous aider et de faire aucunement la chirurgie, aussitôt que le feu des assiégeans commençoit, il n'étoit plus lui-même, l'effroi qui s'emparoit de son ame le tuoit par anticipation. Les consolations de l'amitié, notre exemple, notre courage le soutenoient encore, mais à la cessation du siége, privé de ses amis dispersés, dont plusieurs avoient été immolés, tout appui lui manqua, et soit la crainte pour ses jours, soit le désespoir de toutes les horreurs dont il devint forcément le témoin, il a fini par se précipiter dans la Saône.... L'autre, qui avoit occupé une grande place, s'est toujours montré au-dessous de sa réputation. Trois fois je l'ai vu ne pouvoir réussir à arrêter le sang après des amputations majeures, et sans mon secours, sans celui de mes confrères, ses malades succomboient à l'instant même; ce n'étoit plus la même main, aussi peu d'opérations lui ont réussi..... Il est mort dans son lit, mais dans les angoisses d'un délire continuel, et ne voyant que supplices et échaffauds.

Il faut dire tout, pour conserver beaucoup de courage et une présence d'esprit imperturbable dans une ville assiégée, qui chaque jour, pendant deux mois et un tiers, et quatorze heures de suite sur vingt-quatre, est accablée de bombes et de boulets rouges, il faut n'y posséder aucun immeuble et n'avoir à trembler pour les jours, ni de sa femme ni de ses enfans.... Au surplus, il y a une grande différence de faire la chirurgie à la suite des armées et sur le théatre même de la guerre, ou dans un hôpital au sein d'une cité tranquille. Ici tout se passe dans le tumulte et l'agitation, tout est subit, inattendu; à toutes les heures du jour, à tous les instans il faut opérer sans remise ni retard;

là, au contraire, l'Officier de santé agit dans le calme et le silence et avec toute la sécurité possible; ses aides ne sont ni détournés, ni effrayés, il est toujours, ou presque toujours le maître du moment, et libre de choisir celui où il est le mieux disposé de corps et d'esprit, où il sent son courage de niveau avec la gravité et la délicatesse des opérations qu'il doit entreprendre. Aussi les succès de ce dernier sont-ils toujours plus assurés et plus nombreux; ce qui accroit encore ses chances heureuses, c'est que ses malades ne sont pas exposés à des déplacemens, et n'ont point à redouter l'issue d'un combat, d'être pris prisonnier par l'ennemi, ou voués à une mort certaine si c'est une faction qui triomphe; leur esprit est moins inquiet, et ils n'éprouvent pas ce saisissement moral et cette frayeur extrême, (compagnes inséparables d'un coup de feu, que presque tout le monde regarde comme très grave et même le plus souvent mortel,) dont peu de gens alors sont en état de se garantir. J'ai à présenter deux faits qui montreront combien chez les blessés la situation de leur ame influe sur l'événement des opérations auxquelles on est contraint de les livrer.

Observation première. Un jeune homme très-intéressant, délicat, mais d'un bon tempéramment, eût la jambe frappée au-dessus de sa partie moyenne par un éclat de bombe, en Septembre 1793. J'étois tout près de lui lors de l'accident, je le fis transporter de suite à l'hôpital de St. Louis dont j'étois le médecin et le chirurgien en chef, ainsi que de toute la force armée. Je voulus prendre soin moi-même de ce brave citoyen-soldat; une conformité de nom doubla l'intérêt que m'avoit inspiré son courage: sa jambe, au premier aspect, n'offroit aucun changement apparent de conformation; j'y trouvai une petite plaie contuse, que je jugeai formée par l'extrémité aiguë du fragment de la bombe, avec une tumeur molle d'une couleur à peine altérée. En l'incisant dans toute son étendue, cette tumeur, je reconnus que le tibia étoit entiérement écrasé, réduit dans la totalité de son épaisseur en une poudre grossière, les chairs moulues et attritées, déja comme dissoutes et baignées dans un fluide abondant semblable à de la lie de vin. Le doigt porté dans le vide, ne trouva qu'une caverne profonde, voilée au dehors par la peau encore existante, mais avec une perte de substance à l'intérieur, si grande qu'on a peine à se la représenter quand on ne l'a pas observé soi-même, ce qui fait voir jusqu'à quel point le tissu brisé de nos parties s'affaisse et diminue quand

quand la vie ne les soutient plus. L'os principal n'étoit que vermoulure et poussière dans plus de quatre pouces d'étendue, et le péroné étoit éclaté en plusieurs pièces avec des felures nombreuses; ainsi les os détruits ne laissoient aucun point d'appui aux parties molles, et celles-ci, pour la majeure partie, étoient hâchées, réduites en boullie, et tombées en *deliquium*, s'il est permis d'appliquer ici cette expression..... Cet état, qui me semble, n'avoir été bien rendu dans aucun livre, et dont j'ai vu mille exemples à cette époque, commande impérieusement l'amputation. Il ne peut être saisi et apprécié par ceux qui n'ont pas fait la chirurgie militaire; voilà pourquoi tant d'auteurs, non praticiens, ont crû à la possibilité de conserver beaucoup de membres maltraités par les coups de feu, et ont calomnié la main qui les a retranché: ici le coup ayant produit un effet aussi désastreux dans la partie, il y avoit lieu de croire que sa force s'étoit éteinte localement, et que nous n'avions à redouter ni commotion, ni stupeur. Je décidai donc ce jeune homme à se laisser couper la cuisse; il en avoit reconnu la nécessité, et son affliction étoit grande. Malgré la promptitude de l'opération, la manière sûre dont je prévins l'hémorragie, en liant le vaisseau principal isolé, et le bon état des parties supérieures au lieu de l'amputation, (les chairs, lors de leur section, s'étant montrées très vivantes, très animées, et les vaisseaux jouissant de tout leur organisme) la suppuration n'a pu s'établir, la plaie a pris bientôt un aspect pâle, oëdémateux; le blessé est resté découragé, abattu, et a succombé le huitième de l'opération, sans que jamais l'espoir, même le desir de vivre, ait pu luire un moment dans son cœur: les digestifs balsamiques, les lotions amères et aromatiques, le quinquina à haute dose intérieurement, les cordiaux, l'eau éthérée, les analeptiques, quelque peu de vin vieux de Bordeaux, etc. ne purent améliorer son état. Eh! que peuvent tous les secours physiques quand l'ame succombe! Nous touchions à la fin du siège, ce jeune homme pressentoit tous les maux qui nous attendoient, toutes les horreurs dont sa patrie devoit être le théatre et la victime.... A cette époque beaucoup de nos blessés étoient moins bien par cette seule raison. *Paré* a fait la même remarque il y a deux siècles et demi. Voyez ses œuvres, liv. X, chap. 14.

Observation seconde. Le commandant d'un poste avancé, âgé de trente-deux ans, robuste et richement musclé, d'une constitution éminemment sanguine, reçoit sur le bas de la jambe un boulet amorti qui lui brise les os. Appellé à son secours, je trouve la jambe entière en apparence, mais sans sout ien par l'écrasement des parties solides ; la peau étoit sans entamure, mais noire et livide ; . . . . dans ces cas la commotion et la stupeur de toute la partie, et même de tout le corps, sont ordinairement très-fortes. Ayant fendu les tégumens altérés, je reconnois un désordre très-grand, presque égal à celui déja énoncé dans l'observation précédente ; les os étoient fracassés, mais non pas réduits en poussière. L'amputation devenoit indispensable, et nous ne pouvions différer. Cet officier supérieur ne se flattoit point, il vit tout le danger et combien il s'accroissoit pour lui, attendu que le siège tiroit à sa fin ; nous en étions à l'amidon et au chocolat pour nourriture ; j'y procédai donc sans retard, et me bornai à couper la jambe un peu au-dessus de l'endroit ordinaire, non loin de la tubérosité du tubia (pour arriver au-dessus de tous les éclats et félures de cet os), je laissai couler du sang à dessein, au-delà de la quantité de la plus forte saignée, afin de diminuer la surabondance des forces de ce sujet, dont j'avois à appréhender les effets, et donnai ensuite à l'appareil toute la solidité qu'indiquoit la nécessité d'un déplacement prochain. Deux saignées furent faites dans les vingt-quatre heures qui suivirent ; ce blessé se montra toujours courageux, détermina lui-même l'amputation sur le champ et me servoit les instrumens ; il ne se laissa point abattre, veilla lui seul à prévenir toute hémorragie s'étant fait montrer le jeu du tourniquet, et ne cessa point de prendre intérêt aux opérations militaires dont il se faisoit rendre compte.... Avant le huitième jour une sentinelle résidoit dans sa chambre et l'opérateur étoit en fuite. A cette époque il fut défendu, *sous peine de mort*, aux habitans d'avoir des blessés chez eux, et aux officiers de santé de leur donner des soins ; on vouloit que ni les uns ni les autres ne pussent échapper au glaive, parjurement juridique, sous lequel tomboient chaque jour des milliers de victimes. Le ciel qui les protégeoit tous deux a permis qu'après bien des revers et des dangers, ils se soient rencontrés, six mois ensuite, dans une ville lointaine, où la même main qui avoit entreprise la cure a eue la satisfaction de l'achever.

On voit combien un courage soutenu, une intrépidité à toute épreuve, l'insouciance même de la vie améliorent le sort de la blessure la plus grave, lors même qu'on a le plus lieu d'en redouter les suites. Toutes les circonstances concomitantes étoient défavorables à ce second blessé, réduit de bonne heure à se panser lui-même. L'excès de ses forces, sa grande quantité de sang, l'étendue du fracas, la soustraction de sa jambe d'abord au-dessus, et par conséquent au-dessous de l'articulation la plus voisine, etc. nous faisoient craindre, avec raison, tous les excès résultants de la commotion et d'un ébranlement transmis de la partie lesée à toute la machine..... et cependant il s'est tiré heureusement d'affaire. Il n'en faut pas douter, nous mettons souvent sur le compte des désordres physiques des événemens fâcheux qui se doivent uniquement au désordre moral. Dans le cas d'une plaie d'arme à feu, d'une opération majeure, la raison n'envisage que le péril, et alors la crainte, l'épouvante, et le chagrin occasionnent dans quelques malades une suspension ou une dépravation subite de la plupart des opérations de la nature, d'où suivent fréquemment des accidens mortels. Nous croyons alors bonnement devoir en accuser le mal local et ses effets prolongés, réfléchis ou consécutifs, tandis que leur cause réside toute entière dans la stupeur morale qui a frappé le blessé, de laquelle il étoit au-dessus de ses forces de se garantir et de se défendre, ainsi que d'en affoiblir l'impression déléterre..... ; mais c'en est assez sur ce sujet (*f*).

Vous avez vû, jeunes Officiers de santé, dans le peu que j'ai dit jusques à présent, les qualités qui vous sont essentielles pour la place que vous allez occuper auprès des généreux dé-

(*f*) J'ai consigné ces deux observations dans un mémoire, envoyé à la Société de médecine de Paris, en Juin 1797. „ sur les effets remarquables d'une imagination effrayée, con- „ centrée toute entière sur un objet, et sur les maladies ex- „ térieures qui en dépendent ".——Un militaire de Nyon m'a offert un exemple récent de tout ce que peut le courage, et de tout ce qu'inspire le desir de vivre ; malheur aux blessés que l'ennui de la vie tourmente ! atteint à la face par un mousquet chargé à balle, et laissé pour mort depuis trente-huit heures ; j'ai trouvé ce malheureux privé de la vue et de la parole, et menacé de suffocation par le gonflement énorme du visage, du cou et de toute la tête. Au premier mot d'espoir qui m'est échappé, il a levé les bras au ciel et poussé un cri de joie. Je me suis hâté d'ouvrir amplement la plaie, d'en extraire les pièces osseuses détachées, un morceau de la pommette, la portion articulaire de la machoire inférieure, etc. de faire des contre-ouvertures à la nuque, du côté opposé, pour découvrir la balle, dont on ne pouvoit plus connoître le trajet, et que j'ai eu le bonheur de saisir, et le succès le plus complet a couronné mon entreprise. . . . . . Brave soldat Suisse, si vous m'avez l'obligation de la vie, moi je vous dois des remerciemens de m'avoir enhardi par vos gestes et votre courage à tenter sur vous, qu'on croyoit n'avoir plus que quelques instans à vivre, les opérations diverses et délicates par lesquelles j'ai réussi à conserver vos jours. *Ferlutz*, mon obligeant collégue, a suivi cette cure avec zèle et assiduité, je lui en dois de la reconnoissance.

fenseurs de la patrie; et déja vous connoissez l'étendue des devoirs que vous impose ce poste d'honneur et de confiance. La tache est grande sans doute, mais elle ne sera point au-dessus de vos forces. De bonnes études préliminaires dans les universités et les colléges de *médecine*, (je prends ce mot dans sa vraie acception qui exprime l'art de guérir en général) la lecture des meilleurs livres sur la médecine et la chirurgie des armées, la fréquentation des hospices d'humanité, un service actif auprès des malades, une méditation suivie sur les faits de pratique qu'on a occasion de voir, forment une sorte d'éducation médicale que vous n'aurez pas négligé. Avec elle vous entrerez dans la carrière que vous devez parcourir avec moins de défiance de vous-même; vous vous livrerez avec plus de sécurité à l'exercice du plus beau comme du plus utile de tous les arts, et vous avancerez d'un pas plus assuré dans les sentiers difficiles, trop souvent tortueux de la pratique. N'oubliez pas qu'il importe extrêmement de se familiariser de bonne heure avec les cas ordinaires et les plus simples, afin d'être bientôt sur la voie de tout ce qu'il faut faire dans les conjonctures les plus compliquées et les plus effrayantes. Il est bon de se représenter souvent tout le pénible de ses fonctions et aux prises avec les circonstances les plus critiques et les plus désastreuses de l'état afin de sonder ses propres forces et se préparer d'avance à savoir faire usage à propos, sans trouble ni confusion, de tous les moyens propres et en triompher. Sachez dans tous les cas élever votre ame et votre caractère à la hauteur de votre sujet et des événemens divers qui peuvent le rendre délicat et l'entraver. Quand vous armèrez votre main du fer de la douleur, prenez toujours conseil de votre cœur et de votre sensibilité ; tâchez par des consolations amicales et fraternelles, d'adoucir et d'alléger les rigueurs de votre ministère ; l'humanité doit être le partage des Officiers de santé, le salut de leurs malades en dépend presque toujours.

Puissiez-vous, Citoyens, par votre zèle, votre application et le sage emploi de vos lumières être toujours utiles, et veiller efficacement à la conservation de nos frères d'armes ! Puissent surtout vos succès et la manière dont vous les aurez obtenus vous mériter leur estime et leur affection, recompense la plus douce que doive ambitionner l'Officier de santé militaire !

Salut et dévouement,

Le PRÉSIDENT de la Commission établie pour l'examen des Officiers de santé militaires, etc.

www.ingramcontent.com/pod-product-compliance
Lightning Source LLC
LaVergne TN
LVHW012017160826
845678LV00002B/883

* 9 7 8 2 3 2 9 6 5 9 9 0 9 *